AF495236

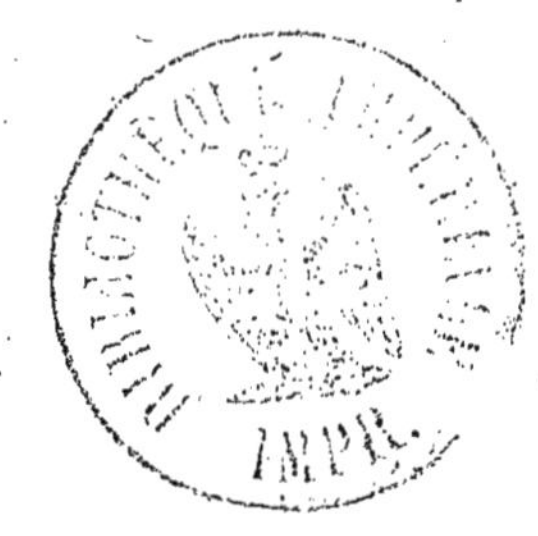

MÉMOIRE

SUR

LES PLAIES DU CANAL INTESTINAL.

IMPRIMERIE D'AUGUSTE BARTHELEMY,
RUE DES GRANDS-AUGUSTINS N° 10.

MÉMOIRE

SUR

LES PLAIES DU CANAL INTESTINAL.

PAR A. JOBERT (DE LAMBALLE),

EX-INTERNE DE PREMIÈRE CLASSE DES HÔPITAUX CIVILS DE PARIS, AIDE D'ANATOMIE A LA FACULTÉ DE MÉDECINE DE PARIS.

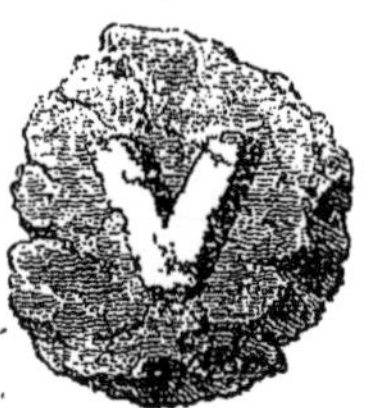

PARIS,

VILLERET ET COMPAGNIE, LIBRAIRES,

RUE DE L'ÉCOLE-DE-MÉDECINE, N° 13.

1826.

A Monsieur

Le Chevalier Richerand,

Professeur à la Faculté de Médecine de Paris, Chirurgien en chef de l'hôpital St-Louis, Membre de l'Académie Royale de Médecine, Chirurgien-consultant du Roi, Chevalier de ses Ordres, Membre de la plupart des Sociétés savantes, nationales et étrangères, etc., etc.

Hommage d'un Elève reconnaissant.

Ant. Jobert.

PRÉFACE.

FRAPPÉ depuis long-temps des obstacles qui s'opposaient à la réunion des bords de la plaie dans les nombreux cas de division des intestins, j'ai cherché avec soin quelle pouvait en être la cause : j'ai cru la trouver dans le défaut d'identité de nature des membranes que l'on mettait en rapport, et dans les moyens que l'on employait pour les maintenir; je fis dès-lors plusieurs expériences qui eurent des résultats tellement avantageux, que j'osai les soumettre au jugement de l'Académie Royale de Chirurgie. Encouragé par son accueil favorable et par son assentiment, je les continuai, les répétai plusieurs fois, j'en tentai même de nouvelles ; le succès ayant surpassé mon attente, je me proposais de les livrer au public, dans un ouvrage un peu plus étendu, lorsque, pour des raisons particulières, je me suis vu forcé de publier à la hâte ce Mémoire, qui n'est qu'un exposé simple et fidèle de mes essais et de leurs résultats, espérant que plein d'indulgence pour le reste, on n'envisagera, comme je l'ai fait moi-même, que le but utile.

Qu'il me soit permis ici de témoigner publiquement ma reconnaissance au Chirurgien célèbre, dont les immortels écrits appartiennent à toutes les nations, mais que la France réclame avec orgueil, à M. le Professeur Richerand, qui a bien voulu me guider avec tant d'intérêt dans la carrière médicale;

Et à M. Jules Cloquet, dont je me rappelerai toujours avec gratitude, et la bienveillance et les savantes leçons.

Je remercie aussi mes collègues et amis, MM. Pailleud, Pailloux, Lebertre, et particulièrement mon cher collègue et sincère ami, M. Alphée Cazenave, dont les qualités du cœur égalent celles de l'esprit, qui ont bien voulu m'aider dans mes expériences, et assister aux autopsies; enfin je remercie un pathologiste anglais très-distingué, M. Carsruell, pour avoir bien voulu faire les dessins qui sont annexés à mon Mémoire.

MÉMOIRE

SUR

LES PLAIES DU CANAL INTESTINAL.

« Il existe entre les organes de la même nature une analogie qui facilite la réunion, comme si ce phénomène, soumis à la force que l'on connaît sous le nom d'affinité d'agrégations, n'avait lieu qu'entre des parties ou des molécules semblables. »

RICHERAND, Nosographie Chirurgicale, t. 1er, p. 284.

M'OCCUPANT des plaies du canal intestinal, et devant proposer pour elles des moyens curatifs qui reposent sur des vues de physiologie et d'anatomie, j'ai cru devoir envisager sommairement les intestins sous ce double rapport.

Important par ses usages, par sa position, par son caractère constant d'animalité, le tube intestinal remplit presque tout l'abdomen, et s'étend depuis l'estomac jusqu'à l'anus, divisé dans ce trajet en deux portions distinctes : l'une qui finit à la fosse iliaque droite, c'est l'intestin grêle, *intestinum tenue*; l'autre qui, depuis cet endroit, termine le conduit, c'est le gros intestin, *intestinum crassum*.

Chez tous les animaux, le tube digestif a plus ou moins de longueur, présente un appareil plus ou moins compliqué, suivant que les alimens dont ils se nourrissent sont plus ou moins difficiles à digérer, plus ou moins assimilables; compliqué chez les herbivores, chez les carnivores il est beaucoup plus simple : cette admirable prévoyance de la nature est surtout bien appréciable chez les têtards, qui subissent de si merveilleuses métamorphoses, non-seulement dans les voies respiratoires, mais encore dans l'appareil digestif, suivant qu'ils se servent de telle ou telle nourriture; herbivores dans les premiers temps, ils ont des organes digestifs appropriés à leurs alimens : plus tard, devenus carnivores, ils présentent un appareil plus simple; chez l'homme qui tire indifféremment sa nourriture du régne végétal ou du régne animal, chez l'homme, où tant de substances différentes sont soumises à l'action des voies digestives, il fallait un appareil qui fût à-la-fois propre à l'un et à l'autre genre d'alimens; aussi la nature lui a-t-elle donné un canal intestinal qui tient le juste milieu parmi tous les animaux.

L'intestin grêle, libre de toutes parts, lisse sur ses faces interne et externe, a un pouce à-peu-près de diamètre, tandis que le gros intestin, fixe, présente un diamètre d'un pouce et demi. La connaissance de cette différence est importante pour certaines opérations pratiquées sur ces organes. Les intestins, organes essentiellement composés, ont une structure des plus admirables et des plus constantes; ils présentent de dehors en dedans, une *membrane séreuse*, transparente, appelée péritonéale : une *membrane musculeuse*, une *membrane nerveuse* ou cellulaire, et enfin une *membrane muqueuse*; on y trouve de nombreux vaisseaux et des nerfs.

La membrane séreuse, tunique externe, lisse d'un côté, et partout en contact avec elle-même, est unie à la musculeuse par des radicules vasculaires, extrêmement fines, et du tissu cellulaire extrêmement serré; elle est d'ailleurs fournie partout par le péritoine; à l'intestin grêle, c'est le mésentère qui l'embrasse dans ses deux feuillets; au duodenum, c'est la portion qui forme l'hiatus de Winslow, qui le recouvre seulement dans sa partie antérieure, de telle sorte qu'il peut s'accroître au point d'acquérir le volume du ventricule, ce qui lui a fait donner le nom de second estomac; aux gros intestins, ce sont les portions ombilicale et hypogastrique qui viennent le fournir.

C'est cette même membrane séreuse qui forme un vaste repli, flottant dans la cavité abdominale, constant par sa situation devant les intestins, à l'exception des cas où des gaz développés en grande quantité dans le canal intestinal l'ont refoulé de bas en haut vers l'estomac ; par sa forme à-peu-près quadrilatère, quelquefois cependant divisé dans sa partie moyenne, jusqu'à l'estomac ; je veux parler de l'épiploon, dont il sera plusieurs fois question dans ce Mémoire.

La membrane musculeuse se distingue des muscles extérieurs, par sa pâleur, par la disposition de ses fibres : elle est unie à la séreuse par des vascularités marquées, et par sa face interne elle est en rapport avec la membrane nerveuse. Elle est formée de deux ordres de fibres, les unes longitudinales, qui occupent la surface extérieure de l'intestin : ce sont elles qui le diminuent dans sa longueur, et servent aux ondulations que l'on remarque dans les différens temps de la digestion : l'autre plan, plus intérieur, est formé de fibres circulaires, apercevables dans les ulcérations des intestins, et lorsqu'on se sert d'eau tiède pour les mettre à découvert.

La membrane nerveuse ne paraît être que du tissu cellulaire.

La membrane muqueuse est libre par sa face interne.

Des artères, formant un cercle autour de l'intestin, sillonnent la membrane séreuse, et, par des radicules très-fines parviennent jusqu'à la muqueuse.

Des veines, des vaisseaux lymphatiques en partent ; des nerfs viennent s'y distribuer.

Une fois le bol alimentaire parvenu dans les intestins, ceux-ci se contractent, les fibres longitudinales s'aplatissent par une espèce de mouvement d'ondulation, tandis que les circulaires forment des étranglemens, en laissant des bosselures dans leurs intervalles. C'est ainsi que les alimens parcourent le tube intestinal.

Les membranes ont chacune leurs usages particuliers : la séreuse facilite le glissement des intestins les uns sur les autres; la musculeuse, comme nous venons de le voir, est très-nécessaire à la progression de la masse alimentaire; aussi c'est à sa paralysie que l'on doit attribuer, je pense, certaines maladies, telles que la colique de plomb, et les dilatations du canal intestinal, dans lesquelles les malades sont dans l'impossibilité d'aller à la selle.

La membrane nerveuse, comme l'a démontré Bichat, soutient les autres tuniques : la muqueuse favorise le passage du bol alimentaire par les liquides qui l'abreuvent; elle absorbe le chyle par ses villosités, absorption si importante, que si l'intestin est coupé trop haut, l'individu périt d'inanition : c'est dans cette membrane que se passe la partie chimique et vitale de cette fonction.

Sans cesse en rapport avec les corps extérieurs, avec des alimens de toute espèce, n'ayant que quelques momens de repos, mobiles, et tenant d'une manière lâche aux parties environnantes, protégés en arrière par des parois osseuses, couverts en devant par des parties molles, les intestins doivent être sujets à de nombreuses altérations pathologiques, tant vitales qu'organiques et physiques.

Mais, sans m'arrêter sur les déplacemens qui constituent les *hernies*, sur les *vices de conformation*, soit par absence presque totale du canal intestinal, comme Meckel en cite un exemple; soit par cloisons membraneuses, comme on le voit dans le beau mémoire de J. L. Petit; soit par double interruption, comme un très-habile anatomiste, M. Blandin, en cite un exemple.

Sans m'arrêter sur les *corps étrangers*, tantôt déposés dans le canal intestinal, comme les calculs biliaires, tantôt formés dans les intestins eux-mêmes, sur les *corps animés*, tels que les tricocéphales, les ascarides, tænia, etc. etc.; sur les *polypes*, dont Morgagni et MM. Portal et J. Cloquet citent un exemple; sur l'*ileus*, qui se termine quelquefois par la gangrène, la chute de l'escharre dans le canal intestinal, et son issue au dehors, comme le rapportent MM. Cayol et Lobstein.

Sans parler ici des *inflammations*, ou érysipélateuses, ou occupant la totalité de l'intestin, ce qui ne se remarque presque jamais que dans l'étranglement; sans parler des curieuses altérations pathologiques, que l'on remarque dans ce dernier cas, où l'on peut après une section faite à la membrane séreuse, l'enlever d'un bout à l'autre, où l'on voit la musculeuse poisseuse, et la muqueuse purifère, ou bien rarement plastique, dernier état qui n'arrive, comme l'a remarqué M. Laënnec, que lorsqu'il y a altération des liquides.

Sans parler de l'*atrophie*, de l'*hypertrophie* qui dépend plutôt d'une aberration nerveuse, que d'une inflammation; sans parler *des adhérences, des cancers, des ramollissemens* de la membrane muqueuse, si fréquens dans les fièvres continues; *des tubercules* ni *des engorgemens* des glandes agglomérées, produits par la fièvre adynamique, et qui en ont imposé quelquefois pour une inflammation, lorsqu'elles étaient un peu augmentées de volume.

Sans passer en revue les ulcérations, les ecchymoses, les abcès qui se vident dans les intestins, la rupture spontanée dont il n'existe qu'un seul exemple cité par Morand, les nombreuses évacuations sanguines qui déterminent la mort, etc, etc.

Je passe aux lésions physiques, aux plaies du canal intestinal, principal objet de ce Mémoire.

PLAIES DU CANAL INTESTINAL.

Pour définir rigoureusement les plaies du canal intestinal, on doit, à l'exemple de l'auteur à jamais célèbre de la *Nosographie chirurgicale*, nommer ainsi toute lésion produite par une cause mécanique ou physique.

Les plaies du canal intestinal diffèrent suivant leur siège; suivant qu'elles n'intéressent que les tuniques superficielles, ou toutes les membranes à-la-fois; suivant leur nombre; suivant qu'elles sont simples ou compliquées; suivant leurs causes.

Toutes les parties du tube intestinal, sans exception, peuvent être affectées de plaies : on en rencontre cependant plus rarement sur le duodenum; mais elles sont très-communes aux intestins grèles, et Sabatier en cite de nombreux exemples pour le gros intestin.

On peut, relativement à la profondeur de la division, les distinguer en superficielles et profondes; il arrive sans doute souvent, que dans une opération de hernie, on lèse une des tuniques de l'intestin, surtout quand il y a adhérence au sac; souvent aussi à la suite de violentes contusions, il arrive que les fibres longitudinales qui se réunissent en faisceaux sur le gros intestin, sont rompues.

Un nommé Chambon fut amené à l'hôpital St-Louis, le 9 janvier 1825, pour une fracture de côte, et une très-forte contusion à l'abdomen; il mourut le lendemain, et à l'autopsie on trouva des ecchymoses aux intestins, et une rupture des fibres longitudinales du côlon.

Quelques mois après on apporta au même hôpital le nommé Moïse, atteint d'une large plaie à la région épigastrique; il mourut au bout de quatre jours, et on trouva à l'autopsie une plaie de la face convexe du foie, et une lésion des membranes séreuse et musculeuse de la partie inférieure du côlon transverse, avec hernie de la muqueuse.

Mais les plaies qui intéressent toutes les tuniques à-la-fois, sont certainement les plus communes; enfin la division peut être de quelques lignes, ou comprendre la totalité de l'intestin.

Le plus souvent on ne rencontre qu'une seule plaie, surtout lorsque le malade a voulu se suicider, parce que la douleur, si puissante pour désarmer, arrête, dans la plupart des cas, l'homme le plus courageux.

Cependant, M. Marjolin, dans ses savantes leçons qui honorent si bien l'École de Paris, cite l'exemple d'un suicide qui, armé d'un couteau, s'est porté plusieurs coups, et s'est fait plusieurs plaies du canal intestinal.

Plusieurs plaies peuvent souvent être le résultat d'un seul coup, surtout quand il a été dirigé de bas en haut et d'avant en arrière; car alors les intestins flottans et rassemblés se trouvent transpercés les uns après les autres.

Un cas de ce genre s'est présenté à l'hôpital Saint-Antoine, il y a à-peu-près six ans. Garengeot rapporte une observation dans laquelle un couteau de chasse a ouvert l'intestin en deux endroits.

D'ailleurs le nombre variera évidemment suivant les causes.

Les plaies du canal intestinal peuvent être compliquées d'épanchemens sanguins, stercoraux; de lésions de l'estomac, de la vessie, du foie, de la rate, etc; de lésion de la colonne vertébrale; du séjour de corps étrangers.

Il n'y a pas, du moins à ma connaissance, pour les intestins comme pour l'estomac, d'exemple de rupture active, excepté le cas de Morand; mais elle peut arriver à la suite de hernie, de gangrène, comme le cite Scarpa. La plupart des causes sont donc mécaniques; elles peuvent agir de dedans en dehors, ou de dehors en dedans.

De dedans en dehors : tantôt ce sont de petits corps qui, introduits dans les organes digestifs, les traversent, et tout en produisant dans leur trajet de petits abcès qui se cicatrisent facilement, sont poussés au-dehors par les contractions des parties environnantes. On trouve, dans Saucerotte, une observation de feu Nouvelle, de 1758, où il s'agit d'une fistule à l'anus, au fond de laquelle il y avait une aiguille à coudre: l'aiguille fut extraite avec des pinces.

Tantôt c'est un corps plus volumineux, tel qu'une lame de couteau, etc.

M. Dubois cite un exemple de ce genre dans lequel le corps étranger s'est arrêté à la valvule iléo-cœcale, et le malade n'a dû sa guérison qu'à un abcès stercoral, et à une incision pratiquée par ce célèbre chirurgien, pour extraire le corps étranger.

De dehors en dedans : ce sont des instrumens piquans, tranchans ou contondans, tels que couteaux, sabres, épées, baïonnettes, coups de pied de cheval, balles, etc., etc.; dans le suicide, le plus ordinairement, c'est un couteau, un tranchet : j'ai vu dans les hôpitaux plusieurs cas de ce genre : Albinus, M. Larrey, citent des exemples de plaies d'intestins, produites par des coups de baïonnettes.

A l'Hôtel-Dieu, il y a quelques années, a été reçue une femme, qui, tombant d'un cinquième étage, s'est trouvée arrêtée à un piquant de fer, où elle est restée suspendue: elle avait une plaie du canal intestinal.

On trouve, dans Fabrice de Hilden, un cas remarquable de plaie des intestins, produite par un corps contondant; c'est un jeune homme qui était tombé, et dont l'abdomen, dans la chute, avait violemment heurté un corps résistant. Enfin on a vu une pierre, un bâton, une brouette, déchirer les intestins, et produire la mort en peu de temps, lorsque la plaie était très-large.

En 1823, on conduisit, à l'hôpital Saint-Antoine, un homme qui avait reçu un coup de brouette au milieu de l'abdomen : l'intestin pris entre le corps contondant et la colonne vertébrale, avait été serré obliquement, et dans une petite étendue; le malade mourut au bout de trois jours, et l'on trouva à l'autopsie l'intestin déchiré, comme décousu suivant sa longueur, dans l'étendue d'un pouce : le mésentère déchiré, enflammé, et suppurant; il y avait un épanchement de matières stercorales, mais tout-à-fait circonscrit par de fausses membranes; les parois abdominales n'avaient éprouvé aucune altération, et cependant le ventre était tympanisé deux heures après l'accident.

On lit dans le *Journal de Médecine* du docteur Sedillot, (t. 46, pag. 54), une observation du docteur Sévestre, dans laquelle on voit une plaie du côlon transverse, produite par une lime plongée avec force dans l'abdomen : la lime s'est rompue et est restée dans l'intestin : introduite dans la partie antérieure et ressortie par la partie postérieure, la portion entrée la dernière était cachée dans la cavité de l'intestin; il y avait eu tympanite.

Je rapporterai plus loin une observation recueillie à l'hôpital Saint-Louis, où l'on voit une plaie de l'intestin grêle, produite par un coup de pied de cheval, sans la moindre altération des parois abdominales, pas même d'ecchymoses; (voy. pag. 18).

Des balles peuvent traverser l'intestin : un de nos chirurgiens les plus utiles aux progrès de l'art, M. le docteur Ribes, a vu un malade chez lequel une balle a traversé la vessie et le rectum, et qui n'en a pas moins bien guéri.

Le docteur Gauthier rapporte un exemple de plaie du rectum, produite par une balle qui a fracassé l'os pubis, et, après avoir lésé la vessie, est sortie par les parties latérales du sacrum. Le malade a guéri en conservant long-temps une grande faiblesse, et presque une paralysie des extrémités inférieures, surtout du côté droit (*Journal de Sedillot, tome 42, page 170*). Enfin l'illustre Scarpa cite un fait très-remarquable de rupture du côlon ou du cœcum, dans un cas de brusque sortie des viscères, à la suite de grands efforts ; il l'attribue à des matières fécales endurcies qui, dans le moment, auraient été poussées contre les parois de l'intestin.

Parmi les symptômes, les uns sont communs à toutes les plaies du canal intestinal : ce sont l'écoulement du sang, l'écartement plus ou moins considérable des bords, et la douleur que l'on peut rapporter à un sentiment de déchirement suivant la direction de l'intestin blessé ; les autres sont particuliers à la forme, à la direction, à la nature de l'instrument.

La plaie peut être arrondie, comme celle qui serait produite par une épée ; triangulaire, comme celle d'une lime ; longitudinale, et alors l'intestin paraît décousu comme nous en avons cité un exemple ; quelquefois les bords sont tellement irréguliers qu'ils ont le caractère d'une plaie contuse.

Lorsque des instrumens piquans, sans produire de déchirement, ont pénétré directement dans l'intestin, les bords se rapprochent, et le corps introduit se trouve serré entre eux ; aussitôt qu'il est retiré l'espace disparaît, et la cicatrisation est prompte. Une épée peut traverser l'intestin, et produire pour tout accident une ecchymose, et quelques selles sanguinolentes ; dans ce cas probablement il n'y a qu'écartement ou au moins trop peu de fibres sont rompues pour empêcher l'affrontement des bords de la plaie.

Si, comme je l'ai fait, on transperce les intestins des animaux avec une aiguille, voici ce que l'on remarque : A mesure qu'on l'introduit, les fibres s'écartent, la serrent, et à sa sortie il s'écoule un peu de sang ; le rapprochement est prompt et la guérison rapide. Il en serait de même pour des instrumens plus volumineux : un stylet, une épée, etc., tant qu'il n'y aurait pas une grande perte de substance.

C'est ce qui explique pourquoi l'acupuncture de l'intestin n'a rien de grave ; pourquoi on a conseillé la ponction dans le cas d'étranglement avec amas de gaz dans la cavité de l'intestin ; pourquoi enfin, si souvent on a cru qu'il n'y avait pas de lésion de l'intestin, lorsqu'une épée avait traversé le ventre de part en part, sans occasionner d'accidens. Si quelquefois on a vu la sortie de quelques matières liquides par la piqûre des intestins, cela tenait probablement à la paralysie momentanée des fibres musculaires, produite par un étranglement quelconque.

Ainsi, les plaies simples, par instrument piquant, n'offrent, dans la plupart des cas, d'autres symptômes que les symptômes communs.

Dans tous les cas de plaies par instrumens tranchans, la lésion varie suivant la forme de l'instrument, la force qui l'a poussé, et suivant sa direction; l'action est tout-à-fait différente de celle des instrumens piquans : ici ce n'est plus un écartement c'est une véritable section.

Si les plaies sont superficielles, elles ne présentent aucun symptôme appréciable ; l'écartement des bords, et l'écoulement du sang, sont très-légers. Intéressent-elles toutes les tuniques? Si elles sont peu étendues, elles présentent une légère saillie de la membrane muqueuse entre les bords faiblement écartés, ce qui a déjà été observé par Travers. Si l'intestin est divisé dans une plus grande étendue, sans toutefois l'être en totalité, la division peut être transversale, ou longitudinale ; dans le premier cas les fibres musculaires longitudinales agissant sur le bout correspondant, portent le supérieur en haut et l'inférieur en bas : il y a saillie et renversement de la membrane muqueuse, puis en même temps les fibres circulaires resserrent l'intestin, ce qui forme une espèce d'étranglement. Quand, dans le même cas, la division est longitudinale, les bords se renversent aussi en dehors, il y a encore saillie de la membrane muqueuse, mais ici ce sont des fibres circulaires qui opèrent le renversement.

Enfin, si l'intestin est coupé en totalité, les bords sont encore renversés par la contraction des fibres longitudinales ; il y a en même temps, et constamment dans la première demi-heure, resserrement très-fort, produit par les fibres circulaires : cette contraction ne permet aucun épanchement, mais plus tard elle cesse; l'intestin se dilate, le bourrelet disparaît, et alors il y a issue de matières fécales dans l'intérieur du ventre, et le plus souvent à l'extérieur. Pour que l'épanchement eût lieu dans le premier moment, il faudrait qu'il y eût un grand amas de matières.

Ainsi il y a donc écartement, renversement des bords, saillie de la membrane muqueuse, et plus tard issue des feces. Dans ce genre de plaies, ces symptômes sont, dans la plupart des cas, appréciables à la vue, à cause de l'étendue de la division des parois.

Dans les plaies par instrumens contondans, la lésion peut se présenter avec différens degrés d'intensité.

A. L'intestin comprimé entre le corps contondant et la colonne vertébrale est ecchymosé, les fibres musculaires sont rompues, il peut se développer des abcès, des adhérences consécutives s'établir, et enfin se former des fistules stercorales: M. le professeur Richerand a vu des cas de ce genre.

B. L'intestin est divisé, les bords sont machés, contus, ecchymosés, ou quelquefois la plaie est nette, et tout-à-fait semblable à celle qui aurait été produite par un instrument tranchant, et par conséqnent en présente les phénomènes.

Lorsque la plaie est d'une certaine étendue, le ventre augmente de volume, se tympanise, devient sensible, et présente tous les signes d'une péritonite; dans les cas que rapporte Scarpa, et dans l'observation citée déjà de M. Sévestre, il y avait tympanite; je l'ai observée aussi, immédiatement après l'accident, chez l'homme qui fut amené à l'hôpital Saint-Antoine (*Observation citée ci-dessus, page* 14), et dans plusieurs autres cas, dont je vais rapporter quelques-uns; car c'est un *signe certain* quand il n'y a pas de plaie à l'extérieur; enfin, l'épanchement est plus prompt, car les bords contus ne se resserrent pas avec autant de force et de facilité que s'ils eussent été coupés.

Observation (1).

Le 21 décembre 1825, le nommé C...., âgé de soixante ans, voiturier, reçut un coup de pied de cheval dans une ancienne hernie inguinale, du côté gauche. Conduit à l'hôpital Saint-Louis, le lendemain de son accident, il présentait l'état suivant : douleur très-vive dans le ventre, surtout à la pression, volume énorme de la hernie ancienne, où l'on sentait une espèce de gargouillement, indice de la gangrène ou d'une rupture intestinale; lorsque l'on voulait tenter la réduction, tympanite, vomissemens bilieux et stercoraux, face pâle, décolorée, yeux excavés, léger délire, mais sans perte totale de connaissance, pouls petit et fréquent.

Des sangsues furent appliquées sur l'abdomen, que l'on couvrit de fomentations émollientes; on prescrivit des boissons adoucissantes et la diète absolue. Cependant le malade succomba le lendemain.

Autopsie. La tumeur herniaire, d'un volume considérable, était tympanisée, et des gaz remplissaient le scrotum, si bien que si on les pressait légèrement l'un et l'autre, ces gaz rentraient dans le ventre, la peau distendue était fortement injectée de sang veineux. L'abdomen lui-même offrait une tympanite : il fut ouvert et l'on trouva tous les intestins agglutinés par une fausse membrane albumineuse, molle, facile à déchirer; du reste rouges, épaissis et gonflés par le sang; la membrane muqueuse suppurante et tuméfiée; la tunique séreuse de l'estomac et du foie enflammée et couverte de fausses membranes; un épanchement de matières noires dans le ventre et dans le petit bassin; en examinant le tube intestinal, on aperçut l'intestin grèle coupé en totalité et nettement; cependant les bords infiltrés de sang et ecchymosés étaient flottans dans le ventre, renversés en dehors et béans.

Cette observation offre de remarquable la lésion de l'intestin,

(1) Cette observation a déjà été publiée par mon collègue et ami, M. le docteur Pailleud.

qui a été rompu évidemment contre le pubis, et la formation instantanée de la tympanite.

Observation.

A-peu-près à la même époque, le nommé G.., âgé de 21 ans, charretier, tomba auprès de sa voiture qui lui passa sur le ventre ; il fut conduit à l'hôpital Saint-Louis sur le champ, et à son entrée il présentait déjà les symptômes suivans : douleur très-vive, tuméfaction de tout l'abdomen, tympanite énorme.

Le lendemain, même état, sensibilité extrême ; il ne pouvait supporter le poids des couvertures, pouls fréquent et très-petit, envies de vomir, mais point de vomissemens, constipation, face douloureuse, yeux excavés, point de délire, respiration difficile. Pendant huit jours ces symptômes persistèrent, quoiqu'ils eussent été combattus par des sangsues qui furent appliquées en grand nombre, six saignées, des fomentations émollientes, etc. Cependant le dixième jour on administra un peu d'huile de ricin, le malade alla à la selle : dès ce moment le ventre se détendit peu-à-peu, et G.... était en pleine guérison, lorsqu'un mois après le malade fut pris d'une pleuro-pneumonie à laquelle il succomba.

L'autopsie nous fit voir le jejunum adhérent à la dernière fausse-côte, par une espèce d'infundibulum formé aux dépens de fausses membranes fournies par le péritoine, infundibulum qui tenait d'une part dans une espèce d'enfoncement que présentait la côte, et de l'autre, entourait la portion d'intestin qui avait été lésée : cette partie lésée était remplie par une portion d'épiploon.

Ici l'on voit et la formation instantanée de la tympanite, et la cicatrisation par l'interposition de l'épiploon, moyen de guérison dont nous parlerons plus loin.

Enfin, il serait facile de citer une foule de faits de ce genre ; ainsi :

Un homme, atteint d'un cancer du rectum, fut reçu dans les salles de M. le professeur Richerand, l'intestin se rompit un peu plus haut ; il y eut interruption de gaz, et tout-à-coup tympanite, ce qui fit prononcer sur l'existence d'une perforation : l'autopsie justifia le diagnostic.

Un cas tout-à-fait analogue a été observé chez un malade que soignaient MM. Marjollin et Kapeler.

M. Marjollin a vu, à l'hôpital Beaujon, un exemple de rupture de l'intestin avec dégagement de gaz qui en a imposé pour une plaie du poumon avec emphysème, etc.

A tous ces symptômes, quelle que soit la cause, se joignent les symptômes généraux plus ou moins graves, suivant l'étendue de la blessure, et l'irritabilité du sujet, tels que des nausées, des vomissemens, la constipation, la petitesse du pouls, l'état grippé de la face, etc.

Quand la plaie est à l'extérieur, le diagnostic est on ne peut plus facile; mais quand elle est profonde, qu'il y ait ou non division des parois abdominales, on l'établira sur les antécédens, sur la nature, la direction, etc., de l'instrument; sur l'écoulement du sang par les selles; sur la douleur qui suit la direction de l'intestin lésé ; sur l'issue des gaz, s'il y a plaie. Et dans le cas contraire, sur la tympanite instantanée, comme on a pu s'en convaincre par les exemples que nous avons cités, c'est un signe certain. (Il en est de même pour les entérites chroniques, quand il survient tout-à-coup péritonite et tympanite, c'est un signe assuré de perforation.) Enfin, on sera éclairé encore par la péritonite, les vomissemens, et tous les symptômes communs à cette dernière affection et aux épanchemens.

Pour préciser le diagnostic, on aura égard aux symptômes que peuvent présenter les lésions des autres organes abdominaux. Les *plaies du foie* s'accompagnent quelquefois de phénomènes analogues à ceux que nous avons dit appartenir aux plaies du canal intestinal, excepté la tympanite, l'écoulement de sang par les selles, à moins que ce viscère n'ait été contus; la direction de l'instrument : une péritonite plus subite, plus violente, plus promptement mortelle, les vomissemens bilieux, l'écoulement de la bile par la plaie extérieure, serviront à faire distinguer une plaie du foie. J'ai vu, à l'hôpital Saint-Antoine, un cas de cette nature, présentant tous ces symptômes parvenus au plus haut point de gravité, terminé par une guérison complète.

Les *vastes épanchemens de sang* se manifestent par des symptômes assez tranchés pour que l'on ne puisse pas les confondre, je veux parler surtout de la décoloration, du volume du ventre avec fluctuation, du froid des extrémités, du trouble de la circulation, et de la non-sortie du sang après une saignée.

L'*écrasement de la rate* présente absolument les mêmes caractères que ces épanchemens.

Tels sont les cas les plus susceptibles d'induire en erreur sur la nature de la maladie.

Le pronostic varie nécessairement suivant l'état de simplicité ou de complication de ces plaies. Il est peu grave quand elles ont été faites par un instrument piquant, et qu'elles sont simples : il le devient davantage, quand c'est par un instrument tranchant, et plus encore par un instrument contondant. Il devient de plus en plus fâcheux, suivant que la plaie est superficielle, que toutes les tuniques sont lésées, qu'il y a section partielle ou totale de l'intestin; enfin, c'est une affection très-grave, quand elle est compliquée de corps étrangers (et dans ce cas elle peut devenir mortelle); quand il y a rupture d'un gros vaisseau, lésion du foie, de la rate, de la vessie; cette dernière complication n'est pas toujours mortelle, comme nous en avons cité deux cas.

L'intestin, lésé par un instrument piquant, sans déchirure, ni perte de substance, guérit ordinairement promptement par le rapprochement des bords de la division : il reste une légère tache blanche.

Lorsqu'à la suite de l'action d'un corps contondant il s'est formé une escharre, et que cette escharre n'est pas trop étendue, au bout de cinq ou six jours elle se détache, tombe dans le canal intestinal, sous forme de membrane albumineuse, et la cicatrisation s'opère, non pas comme on l'a prétendu, aux dépens des parois abdominales, mais bien par le moyen de l'épiploon si c'est la partie antérieure qui est mortifiée, ou des intestins, si ce sont les parties latérales qui sont le siége de la lésion : la guérison a lieu ainsi sans fistule. C'est par le même mécanisme qu'il faut expliquer la cicatrisation des ruptures spontanées de l'estomac et des intestins. Le docteur Coursial, de Toulouse, cite un exemple d'une perforation presque complète du jejunum, guérie aux dépens de l'épiploon, qui formait une espèce de callosité ou tampon.

EXPÉRIENCES.

Tantôt à l'aide d'un fer rouge, tantôt en employant un forte compression, j'ai produit des escharres sur le tube intestinal de plusieurs chiens. Voici ce que j'ai remarqué : une cicatrice parfaite aux dépens de l'épiploon, quand j'avais mortifié la partie antérieure, et, au contraire, aux dépens des intestins grèles voisins, si j'avais agi sur les parties latérales. Dans le premier cas, il y a eu exhalation albumineuse par l'épiploon, et adhérence avec l'intestin : dans le second, même exhalation par l'intestin voisin.

Cette lymphe exhalée forme un noyau dur et résistant.

J'ai répété un grand nombre de fois ces expériences, et les résultats ont été constamment les mêmes.

Une escharre trop étendue a toujours produit la péritonite.

Dans quelques plaies fortement contuses, l'instestin est rétréci, et l'individu meurt de péritonite ou d'inanition; alors l'intestin paraît être réduit à une sorte de ligament, résultat de la chute de plusieurs escharres, et de sa cicatrisation avec lui-même. Tel paraît être le cas de Brayer, rapporté par Hévin, dans son Mémoire sur les corps étrangers.

Un intestin grèle, lésé par un instrument tranchant, dans une petite étendue, se guérit fort bien : sa force active s'opposant à l'épanchement, et la contraction continuelle du diaphragme et des muscles abdominaux ne laissant aucun intervalle, comme l'indique J. L. Petit, la guérison s'opère aux dépens de l'épiploon, ou de la partie péritonéale voisine.

J'ai plusieurs fois, chez des chiens, fait aux intestins des plaies de trois lignes : la cicatrisation a eu constamment lieu aux dépens de l'épiploon qui se trouvait interposé entre les bords de la plaie, et formait comme un petit tampon très-léger à l'intérieur.

Ceci vient encore en faveur du précepte de Scarpa, qui consiste à réduire ce viscère sans maintien au-dehors.

Abandonnés à eux-mêmes, les gros intestins laissent échapper les matières fécales, évacuation qui s'oppose au rapprochement des bords de la division. Ces viscères, qui sont fixes quand ils sont lésés en dehors, ne peuvent se cicatriser aux dépens de l'épiploon, ni d'organes revêtus de péritoine.

L'intestin, assez souvent, est réduit lorsqu'il est coupé en totalité : les deux bouts se rassemblent, il se forme un épanchement circonscrit, l'albumine les environne, elle forme une espèce de kiste, dans lequel sont versées les matières fécales.

J'ai vu un cas pareil dans une opération d'invagination, où les deux bouts se sont éloignés à la suite d'un transport très-long, et d'une position très-incommode, dans laquelle on avait été forcé de mettre l'animal. M. Hervey de Chégoin a eu la bonté d'assister à l'expérience.

Quelquefois les deux bouts de l'intestin, abandonnés à eux-mêmes, se cicatrisent à l'extérieur, et donnent lieu à une infirmité dégoûtante, connue sous le nom d'*anus contre nature*, à la suite duquel anus, cependant, il est arrivé que l'on a vu l'intestin rentrer entouré d'une espèce de calotte, et les matières devenir moins abondantes : Littre a rencontré un cas analogue. C'est à la suite de cet anus contre nature que viennent les renversemens dont Sabatier cite un si grand nombre d'exemples.

Quelquefois des matières stercorales épanchées fusent au loin, donnent lieu à des abcès, et par suite à des fistules; MM. Richerand et Cloquet (Jules) en ont vu plusieurs cas.

Enfin, les plaies du canal intestinal se terminent souvent

par la mort, surtout quand ce sont des plaies contuses, sans lésion extérieure.

Comme on le voit, presque dans aucun cas, il n'y a réunion immédiate des bords de la plaie; c'est ce qu'Hippocrate avait bien démontré en disant :

Si quod intestinarum gracilium sunditur non evalescit......

Sect. IV. — Aphorisme 24.

TRAITEMENT.

C'est à l'aide de l'anatomie pathologique que l'on apprend à connaître le siége, la source des maladies : c'est elle qui nous conduit dans la route difficile de leur guérison; c'est son flambeau qui a guidé l'illustre Scarpa dans la recherche du traitement le plus convenable pour les anus contre nature; c'est elle qui a appris au célèbre auteur de l'auscultation médiate, le mécanisme de la guérison de la plupart des maladies de poitrine; c'est elle que j'oserai invoquer pour différentes innovations sur les plaies du canal intestinal, qui a été le sujet de si nombreuses théories, tour-à-tour renversées et mises en vigueur.

En effet, elle m'a démontré que l'on pouvait obtenir une réunion par première intention, fait qui n'avait pas encore été énoncé.

J'examinerai le traitement des plaies du canal intestinal dans l'ordre suivant :

1° Avec intégrité parfaite des parois abdominales ;

2° Avec lésion de ces parois, sans issue ni apparence des intestins au-dehors;

3° Avec issue ou apparence des intestins à l'extérieur.

Enfin, je passerai au traitement des complications.

Traitement des plaies du canal intestinal avec intégrité des parois abdominales.

Pour ce genre de plaies du canal intestinal, que nous avons déjà indiqué sans lésion des parois de l'abdomen, le traitement se borne à des soins médicaux.

On a conseillé l'émétique, les saignées locales et générales, les boissons délayantes, les fomentations, les bains, les lavemens, la position, le repos, etc.

L'émétique a été vanté comme devant évacuer l'estomac lorsqu'il est rempli d'alimens, et empêcher le passage de ceux-ci dans les intestins, et par-là leur issue dans l'abdomen; mais ce moyen me paraît nuisible, et je me fonde sur le fait suivant.

EXPÉRIENCE.

J'ai administré plusieurs grains d'émétique à un chien, auquel j'avais fait une plaie du canal intestinal : il est survenu des contractions successives très-rapprochées, qui ont amené presque instantanément la sortie du bol alimentaire par la plaie.

On peut d'ailleurs obtenir le vomissement en titillant la luette.

Les saignées générales doivent être copieuses et répétées chez les individus forts, sanguins : elles doivent précéder les saignées locales, qui, pratiquées plus tard, produisent souvent de très-bons résultats. L'effet de ces moyens est d'empêcher la congestion, et de favoriser par conséquent la formation de la lymphe plastique.

Les boissons doivent être administrées seulement pour tromper la soif du malade.

Les bains, les fomentations sont très-utiles et doivent être répétés.

Les lavemens sont avantageux dans la lésion de l'intestin grêle; Ambroise Paré les rejette dans tous les cas : il conseille seulement les suppositoires.

La position et le repos sont surtout d'une haute importance pour favoriser la réunion aux dépens des parties environnantes; les mouvemens pouvant ouvrir les adhérences qui s'établissent; Ambroise Paré insiste sur la position.

Tels sont les moyens qui concourent à la guérison; mais cependant, dans les cas où les accidens feraient des progrès, où les jours du malade seraient en danger, faudrait-il, comme le conseille Brayer, mettre l'intestin à découvert, et employer les moyens chirurgicaux, dont je parlerai plus loin? Je le pense, surtout si, le cas étant désespéré, on avait le moindre soupçon du siége de la plaie.

Traitement des plaies du canal intestinal, avec lésion des parois abdominales, mais sans issue ni apparence des intestins au-dehors.

Dans les plaies du canal intéstinal par piqûre ou contusion apparente aux parois de l'abdomen, s'il n'y a pas d'accidens graves, on se bornera au repos, à une position de demi-flexion de tout le corps, et aux moyens conseillés plus haut.

Si l'on est appelé quelque temps après l'accident; que les matières coulent au-dehors à travers un canal fistuleux fort étroit, il y a adhérence, et l'on n'a d'autres moyens à employer que l'application d'un linge fenêtré, enduit de cérat, pour empêcher l'excoriation; la guérison ne doit pas se faire attendre long-temps.

Il peut arriver que l'intestin étant détruit dans une plus grande étendue, il y ait encore adhérence, et que les matières coulent en plus grande quantité; elle rentre dans les anus contre nature.

Quand à la suite d'une violente contusion de l'abdomen, il s'est formé un petit abcès stercoral, et par suite une fistule, comme l'indique M. le professeur Richerand, la médication est la même que celle que je viens d'indiquer.

Traitement des plaies du canal intestinal avec lésion des parois de l'abdomen, et issue ou apparence des intestins au-dehors.

Quand à la suite d'une plaie, l'intestin se présente à l'extérieur, il peut être comme ponctué: dans ce cas, à l'exemple d'Ambroise Paré, de Scarpa, on doit le réduire, sans aucune espèce de crainte, lors même qu'il serait sorti une petite quantité de matières fécales. Ambroise Paré, Chopart et Desault, ont même pratiqué cette acupuncture pour évacuer les gaz qui s'opposaient à la réduction.

Lorsqu'il n'y a à l'intestin qu'une ouverture de trois lignes, on peut très-bien le réduire dans le ventre.

Lorsque la plaie a une plus grande étendue, plus de six

lignes, par exemple, la section n'étant cependant pas totale, il y aurait de la témérité à réduire l'intestin, quoique l'on pût espérer encore une cicatrisation aux dépens de l'épiploon; mais l'on doit craindre l'épanchement des matières au moment où les contractions de l'intestin cessent.

Il faut, dans ce cas, employer la suture; Scarpa et Travers y rattachant les accidens les plus graves, la rejettent entièrement : cependant on ne peut nier les succès assez nombreux indiqués dans les ouvrages de nos célèbres chirurgiens, Richerand, Boyer et Roux.

Mais quel procédé faudrait-il employer?

Ledran a proposé une suture à anses, qui consiste à passer plusieurs fils dans les bords de la plaie, et à les maintenir à l'extérieur, réunis en un paquet; tous les chirurgiens rejettent ce procédé comme s'opposant à la réunion.

La suture de Pelletier, ou en surget, est une série de spirales sur les bords de la plaie; cette méthode a l'inconvénient essentiel de la première.

Maintenant tous les chirurgiens ont adopté le procédé de Bertrandi, la suture à points passés; il consiste à passer un fil d'un point de la plaie réuni à l'autre point, à le repasser ainsi alternativement jusqu'à ce que l'on soit à l'extrémité de la division, et à maintenir les deux bouts du fil à l'extérieur. Cette méthode n'empêche pas la cicatrisation.

Ces différens procédés ont un inconvénient commun, c'est l'impossibilité d'une réunion immédiate : en outre, les deux premiers, qui, comme nous l'avons dit, ne permettent pas même une réunion médiate, exposent encore à un épanchement dans le ventre; enfin, dans celui de Bertrandi, au moment où l'on retire les fils, on doit craindre l'inflammation, et la rupture des adhérences.

C'est pour tâcher d'obvier à ces inconvéniens que je propose une méthode fondée sur les mêmes bases que l'invagination, que j'ai eu l'honneur de présenter à l'Académie royale de Chirurgie, et dont je parlerai bientôt.

Cette méthode consiste à renverser en dedans les bords de la plaie, à mettre les deux séreuses en contact, et à maintenir le tout réuni par le procédé de Ledran, qui dès-lors est dépouillé de ses inconvéniens.

PROCÉDÉ OPÉRATOIRE.

On lave les bords de la plaie avec de l'eau tiède, on les renverse en dedans avec l'aiguille, et suivant le procédé de Ledran, on passe des fils transversalement dans les bords, en ayant soin qu'ils soient assez rapprochés (ces fils) pour que les parties qui se trouvent dans les intervalles ne fassent pas hernie, et que les séreuses restent en contact immédiat; ils sont ramenés et maintenus au-dehors.

EXPÉRIENCES.

Sur le côlon *descendant* d'un jeune chien. Le côlon a été mis à nu, divisé suivant sa longueur, avec un bistouri, dans l'étendue de deux pouces (pendant la section des muscles et du péritoine, il a été facile de remarquer l'issue de quelques gaz, comme l'a énoncé le premier M. Ribes). Les bords ont été renversés en dedans à l'aide de l'aiguille, maintenus par cinq fils qui ont été ramenés et fixés au-dehors, sans avoir fait de suture; le cinquième jour, les fils ont été enlevés les uns après les autres, et le huitième l'animal fut guéri.

Je l'ai ouvert deux mois après, en présence de M. Hervey de Chégouin. Trois expériences faites sur le gros intestin, par le même procédé, m'ont amené les mêmes résultats.

Plusieurs, tentées sur l'intestin grêle, ont été couronnées du même succès.

C'est peut-être le cas d'en rapporter une faite sur l'estomac, et qui, par sa nature et ses suites, offre une analogie parfaite.

EXPÉRIENCE.

Chez un gros chien, l'épigastre incisé, l'estomac a été mis à découvert, et divisé avec un bistouri dans l'étendue de deux pouces: les bords, renversés en dedans, ont été rapprochés et maintenus par la suture de Ledran. Point de vomissemens, un peu de chaleur à l'épigastre, pansement à plat : au bout de cinq jours, les fils ont été retirés, et le douzième, encore en présence du savant académicien que je viens de nommer, l'animal a été tué par l'ouverture des carotides. — L'embonpoint était remarquable, la plaie extérieure du ventre n'était pas encore guérie ; l'estomac était parfaitement cicatrisé ; l'épiploon adhérait légèrement aux parois abdominales.

D'autres fois, après avoir traversé les parois de l'intestin, tantôt superficiellement, tantôt dans toute leur épaisseur, et avoir fait passer l'aiguille au-dessus de la division, pour aller rejoindre l'autre bord, et le traverser de la même manière, j'ai fait une ligature à double nœud, et maintenu les fils à l'extérieur de l'abdomen ; il est arrivé alors ce qui arrive après la ligature d'un vaisseau : les parties se sont enflammées, ramollies : une lymphe plastique a entouré le fil, cicatrisé la plaie, et la ligature est tombée.

On pourrait, à l'exemple du savant chirurgien que nous aurons encore l'occasion de citer, M. J. Cloquet, couper les fils au ras de l'intestin ; bientôt ils tombent dans le canal, comme l'a remarqué Travers, dans quelques expériences d'une autre nature, qu'il avait faites sur les animaux, mais où il avait coupé les fils.

Ainsi, dans mes expériences, j'ai tantôt compris dans la ligature une portion des tuniques seulement, dans d'autres cas, toutes les tuniques à-la-fois, et j'ai toujours obtenu les mêmes résultats.

Comme on le voit, le point important est de renverser les bords avec l'aiguille, de mettre les séreuses en rapport avec elles-mêmes, et de les maintenir par la suture indiquée.

Quant à l'anatomie pathologique, j'ai rencontré dans la plupart des cas, l'épiploon très-légèrement adhérent à l'ancienne ouverture extérieure. Les intestins et l'estomac, dans l'observation citée, présentaient, à leur surface externe, une trace linéaire plus blanche que dans l'état naturel : d'ailleurs il y avait continuité parfaite. A l'intérieur on apercevait une légère saillie tout-à-fait semblable à l'envers d'une couture, la membrane muqueuse reproduite existait partout sans interruption. C'est donc à tort que Travers dit qu'il existe un intervalle entre les muqueuses, qui probablement n'est jamais oblitéré.

Quand l'intestin grêle a éprouvé une section presque complète, on doit avoir encore recours à ce renversement; mais alors il ne faut pas renverser une trop grande étendue des bords, de manière à laisser pleine liberté au cours du bol alimentaire; il vaut mieux multiplier les points de suture.

Mais si l'épiploon se présentait au-devant de l'intestin ainsi lésé, il faudrait avoir recours au moyen suivant, qui a réussi constamment dans les expériences que j'ai tentées.

Il consiste à saisir cet épiploon, à en interposer une lame mince entre les bords de la division, sans la détacher du reste du feuillet, à rapprocher les lèvres de la plaie, et à les maintenir réunies par la suture de Ledran. Il n'en résulte ni vomissemens, ni irritation, parce que l'on n'étreint pas l'épiploon, comme cela arrivait dans les cas de Piplet, Pouteau de Lyon, et Louis.

Expérience faite le 23 mars 1825, sur un jeune chien. — Autopsie au bout de dix-sept jours.

L'intestin grêle, mis à découvert, a été coupé presque en totalité : il y eut un écoulement de sang abondant; les bords furent renversés, une lame mince d'épiploon fut interposée entre eux, et je les traversai avec des fils, au moyen desquels ils furent rapprochés et maintenus.

Après l'opération, il y eut un abattement général, résultant de l'écoulement du sang et de la douleur.

A l'autopsie, faite dix-sept jours après, en présence de mon collègue et ami, M. Alphée Cazenave, je trouvai, à l'extérieur, adhérence de l'épiploon qui se continuait avec l'intestin; à l'intérieur, une portion flottante en forme de petit tampon, libre, et non adhérente à la muqueuse : du reste cicatrisation parfaite de l'ouverture; le calibre de l'intestin non rétréci; pas d'inflammation, pas de suppuration.

Deux nouvelles expériences faites depuis, m'ont amené les mêmes résultats.

Les pièces ont été vues et examinées par un grand nombre de membres de l'académie de chirurgie, entre autres par MM. Richerand, J. Cloquet, Lemery, Lisfranc, Hervey de Chégouin, etc.

Ainsi quand l'intestin n'est pas coupé en totalité, on peut, dans la plupart des cas, raisonnablement espérer une réunion immédiate, et dans les autres en obtenir une prompte et facile au moyende l'épiploon.

Ici trouve tout naturellement sa place une observation, qui me semble présenter beaucoup d'intérêt : d'abord elle prouve évidemment ce que j'avais avancé, et ce dont je m'étais assuré sur les animaux ; et ensuite je suis fier de voir cette première preuve attachée à un nom illustre, au nom d'un homme qui, par ses travaux et son génie, s'est déjà rendu un des soutiens et un des éclats de la chirurgie française.

Observation d'une hernie étranglée avec plaie de l'intestin, pour laquelle M. J. Cloquet pratiqua, pour la première fois, la suture de cet organe, d'après mon procédé. — Guérison complète.

Le nommé Lejeune (Nicolas), entré le 13 juillet, et sorti le 12 août, âgé de quarante-un ans, d'une taille moyenne, d'une constitution grêle, portait une hernie congénitale, qui éveilla son attention pour la première fois à l'âge de dix ans, et le força de porter un bandage. Depuis cette époque elle s'étrangla plusieurs fois, et présenta toujours beaucoup de difficultés pour la réduction. Le 13 juillet 1826, sans cause appréciable, après avoir déjeûné, vers les neuf heures du matin, elle s'étrangla de nouveau : ayant fait de vains efforts pour la réduire, il envoya chercher un chirurgien, qui tenta aussi la réduction, sans succès. Enfin on le porta à l'hôpital Saint-Louis ; cinq heures après il était dans l'état suivant :

Tumeur inguinale gauche, plus volumineuse que le poing, s'étendant jusqu'au fond des bourses, et ayant distendu et envahi une grande partie de la peau de la verge ; elle était fluctuante et ballonée, il y avait des nausées, il y avait même eu des vomissemens : le pouls était petit et fréquent, la soif ardente, la respiration fréquente et entrecoupée, la sensibilité du ventre était extrême, l'abattement général. Bain, saignée locale, efforts de taxis, tout fut inutile; le chirurgien de garde, mon ami Pailloux, ne pouvant réussir à la réduire, envoya, en l'absence de M. Richerand, chez M. Cloquet: celui-ci arriva vers les cinq heures, et après s'être assuré de l'irréductibilité de la tumeur, procéda de suite à l'opération.

Le malade rasé, et placé dans une position convenable, M. Cloquet fit au niveau de la tumeur, un pli transversal à la peau, qu'il incisa jusqu'à sa base dans l'étendue de deux pouces environ ; puis ayant coupé successivement le fascia superficialis, le cremaster et le dartos, il arriva au sac herniaire, qu'il souleva avec des pinces, et perfora légèrement, de manière à introduire des ciseaux droits, et dès-lors il l'ouvrit largement.

La portion d'intestin comprise dans la hernie, était très-enflammée, et énormement distendue : M. Cloquet ayant essayé vainement de la réduire, porta le doigt pour connaître la nature de l'étranglement; ayant reconnu qu'il était formé par le collet du sac, il y glissa son bistouri, tandis que deux aides déprimaient et détournaient la masse intestinale de la route de l'instrument; cet obstacle détruit, il ne put encore réduire; le bistouri fut porté une seconde fois, et ce nouvel obstacle étant levé, M. J. Cloquet retirait son instrument, lorsqu'une anse d'intestin, échappée des mains de l'aide qui la contenait, vint se présenter à sa rencontre, et fut coupée dans l'étendue d'un pouce et demi.

Aussitôt il s'échappa des gaz, et une assez grande quantité de matières liquides, qui ne permirent pas de douter que l'intestin eût été ouvert; il fut même facile de voir que les parois de cet organe avaient acquis presque le double de leur épaisseur ordinaire; mais M. Cloquet, dont le sang-froid égale le talent, était déjà prêt à parer aux accidens.

Il pensa que la suture de l'intestin, tel que je l'ai proposée, était le moyen le plus rationel, et il la pratiqua sur-le-champ.

Il prit une aiguille ordinaire, l'enfonça d'abord dans une des lèvres de la plaie, à cinq lignes environ de la solutionde continuité, et la fit sortir à-peu-près à une ligne; puis ayant saisi l'autre lèvre de la même manière, il parvint facilement à renverser les bords, et à mettre les séreuses en contact, par la simple réunion des fils: il maintint ainsi les bords de la plaie, rapprochés par deux points de suture, consolidés par un double nœud, et après s'être assuré qu'il ne s'échappait rien, il coupa les fils à ras de l'intestin qu'il réduisit dans la cavité abdominale.

Les lèvres dela plaie furent légèrement rapprochées: on pansa à plat avec un linge fenêtré enduit de cérat, et un plumasseau de charpie fine : le tout maintenu par un bandage en T.... Repos, diète absolue, infusion de tilleul, demi-lavemens.

Les coliques cessèrent complétement, le pouls resta petit, mais perdit de sa fréquence; un lavement de quatre onces de décoction de graine de lin, procura, le soir même, une selle abondante; la nuit fut très-calme, quoiqu'il y eut peu de sommeil.

Le lendemain, même état; le soir il survint un peu de soif, de la fréquence du pouls, de la chaleur à la peau; saignée de trois palettes: un peu de mieux: une nouvelle saignée ramena le calme parfait.

Le troisième jour le malade est fort bien, cependant il éprouve une espèce de gêne dans la région iliaque gauche qui, le soir, devient sensible à la pression. Vingt sangsues, lavement émolient, cataplasmes.

Dès ce moment la position du malade fut on ne peut plus satisfaisante, la plaie était le quatrième jour dans le meilleur état possible, couverte de bourgeons charnus, et déjà cicatrisée vers son fond. Cependant le malade n'était pas allé à la garderobe depuis le second jour: une cuillerée d'huile de ricin dans du bouillon aux herbes, amena dans la nuit trois ou quatre selles abondantes, sans douleur, sans le moindre changement dans la plaie. Depuis cette époque, les évacuations sont devenues régulières, le malade a marché promptement à la guérison, et il est sorti de l'hôpital dans l'état de santé le plus parfait.

Cette observation, où, qu'il nous soit permis de le dire, on ne sait ce qu'il vaut mieux admirer du mérite ou de la candeur du chirurgien vraiment habile, nous semble être de la plus haute importance : en effet elle répond d'avance et sans réplique à tous les doutes que l'on pourrait élever, sur les chances d'une opération qui conserve à l'homme une santé exempte de toute incommodité, dans ces affections cruelles, où jusqu'à présent, il lui fallait acheter l'existence au prix d'une dégoûtante *infirmité*.

Dans les cas de section totale, doit-on tenter cette même réunion immédiate, et doit-on se flatter du succès ? Cette question me semble résolue par l'affirmative, d'après les expériences que j'ai consignées dans un Mémoire que j'ai eu l'honneur de présenter à l'Académie Royale de Chirurgie, et qui a été examiné par MM. Marjollin, J. Cloquet et Hervey de Chégouin, et surtout d'après l'accueil favorable que cette illustre Société a daigné en faire.

Cette réunion peut s'obtenir par l'invagination, moyen que l'on a abandonné, à cause des accidens nombreux qui en résultaient, tels que des péritonites, des épanchemens mortels, etc.

L'INVAGINATION.

Le mot invagination, tiré de *in* et *vagina*, signifie l'introduction des deux bouts de l'intestin l'un dans l'autre.

Cette opération a été pratiquée par les quatre maîtres, par Rhambdor, et enfin par plusieurs chirurgiens célèbres, entre autres Desault, Chopart et M. Boyer.

Deux exemples seulement de succès sont à ma connaissance, celui de Rhambdor, et un de M. Lavielle fils, officier de santé à Maimbaste, département des Landes, consigné dans le *Journal général de Médecine*, tome 43, page 176.

OBSERVATION.

C'est un cas de hernie ingruale gauche, compliquée d'étranglement ; tumeur considérable ; gangrène, crevasse aux tégumens ; écoulement de matières fécales. La tumeur fut fendue longitudinalement; une anse d'intestin d'un pied, sphacelé, fut excisée avec des ciseaux : on se rendit maître des deux bouts de l'intestin par un fil passé dans la mésentère, auquel on fit un pli. Des bouts, laissés vingt-quatre heures au-dehors, furent invaginés, le supérieur dans l'inférieur; maintenus par un fil passé dans le mésentère, réduits et fixés vis-à-vis de la plaie par ce même fil pendant au-dehors.

Le lendemain, le malade alla à la garde-robe : continuation et guérison complète au bout de soixante jours.

Je crois devoir rapporter ici les différens procédés qui étaient mis en usage, pour démontrer combien ils rendent facilement compte des accidens, et combien ils sont peu propres à la réunion immédiate.

Le procédé de Rhambdor consiste à introduire les bouts de l'intestin l'un dans l'autre, en les maintenant seulement avec un point de suture. Il a l'heureux résultat d'empêcher l'inflammation; mais il détermine un épanchement dans l'abdomen, si l'adhérence ne se fait pas aux dépens du péritoine environnant; car ce n'est que comme cela que l'on peut expliquer les cas de guérison.

Un autre procédé consiste à dilater le bout supérieur, au moyen d'une trachée, à l'introduire dans le bout inférieur, et à les maintenir en contact par un fil passé verticalement dans leurs parois.

Il expose à l'épanchement dans la cavité abdominale, si l'accumulation des matières fécales vient à rompre le fil, et à l'inflammation par la présence d'un corps étranger.

Le procédé des quatre maîtres, suivi par Desault, Chopart, etc., consiste à mettre dans le bout supérieur une carte à jouer, tournée en cylindre, enduite de blanc d'œuf, d'un moindre volume que le diamètre de l'intestin, ce qui facilite son introduction dans le bout inférieur, et à les maintenir réunis par de nombreux points de suture.

Il a l'avantage, à la vérité, d'être plus solide que les autres, si c'est la solidité qu'il faut chercher en pareil cas; mais il a le triste effet de déterminer une violente inflammation du péritoine et de l'intestin, et d'amener une mort inévitable.

Les insuccès de l'invagination sont donc dus aux nombreux points de suture qui déterminent l'inflammation, et au défaut d'identité de nature des membranes mises en contact, dont l'une a pour produit une secrétion folliculaire, et l'autre une exhalation plastique.

Il appartenait à M. le professeur Richerand de démontrer ce fait physiologique, qui, m'éclairant dans mes recherches, m'a conduit à mettre en contact les deux séreuses, et à en obtenir des résultats satisfaisans.

Ce que j'avance d'ailleurs est incontestablement prouvé par les expériences de MM. Richerand; Thompson, d'Edimbourg; Smitt, de Philadelphie; Béclard, Jules Cloquet, Emery. Le premier a mis les séreuses en rapport avec les muqueuses, et n'a jamais obtenu de réunion.

Les autres ont étranglé l'intestin par une ligature, et ont vu une lymphe plastique, exhalée à la surface de la ligature, réunir les deux bouts de l'intestin à mesure qu'ils se divisaient, la ligature tomber dans son intérieur, et la cicatrisation s'obtenir ainsi par l'adossement des deux séreuses.

J'ai répété ces expériences, et j'ai obtenu les mêmes effets.

J'ai mis aussi une séreuse en contact avec une muqueuse, et, pour tout résultat, j'ai eu un anus contre nature.

Il est donc vrai que les muqueuses n'adhèrent point avec les séreuses, qui, seules, comme le tissu cellulaire de la nature duquel elles paraissent être, forment les cicatrices de ces organes; et c'est à tort, sans doute, que l'on a nié cette vérité si importante, surtout lorsqu'il s'agit d'un procédé opératoire.

C'est d'après ces considérations que je proposerai de remettre en vigueur l'invagination, avec un procédé nouveau, déjà approuvé par l'Académie Royale de Chirurgie.

Dans les cas de section totale, il faut avant tout reconnaître le bout supérieur, chose facile dans une hernie, mais beaucoup plus obscure, lorsqu'il s'agit d'une plaie: il est de la dernière importance de les distinguer; car si l'on introduisait le bout inférieur dans le supérieur, il en résulterait un renversement, l'oblitération du conduit, et la mort par inanition, comme je l'ai vu dans un cas, où j'ai tenté cette introduction sur un chien.

Ni les valvules conniventes, ni la direction des bouts de l'intestin, ni les vaisseaux, ne peuvent être des indices assez sûrs pour faire distinguer les bouts l'un de l'autre. Cette obscurité tient à la mobilité et aux circonvolutions de ces viscères ; pour y parvenir, il faut donc employer le moyen du célèbre Louis, qui consiste à faire avaler du sirop de violettes, ou de l'huile d'amandes douces, colorée par l'orchanette, ce qui me paraît préférable ; car, dans ce dernier cas, non-seulement on a pour résultat de distinguer le bout supérieur, mais encore l'huile sert à vider l'intestin.

L'appareil doit se composer des pièces suivantes : ciseaux mousses, une pince à disséquer, deux fils cirés doubles, arrondis, de même longueur, aiguilles ordinaires, aiguilles courbes, éponges, eau tiède, plumasseaux, diachylon gommé, compresses carrées, bandage de corps.

Tout ainsi préparé, les bouts une fois distingués, on procède à l'opération, que, pour plus de clarté, je diviserai en trois temps.

DISSECTION DU MÉSENTÈRE.

Le malade, couché sur un lit, les jambes fléchies sur les cuisses, les cuisses sur le bassin, et la poitrine sur l'abdomen, de manière que les muscles soient dans un relâchement tel que l'on puisse agir facilement sur les organes lésés, on lave l'intestin d'eau tiède, et s'il était contus et déchiré dans une certaine étendue, et dans des conditions peu favorables à la réunion, il faudrait retrancher cette partie avec des ciseaux.

On dissèque le mésentère, pour l'un et l'autre bouts, dans l'étendue de plusieurs lignes; il s'écoule toujours une plus ou moins grande quantité de sang, qu'il ne faut point arrêter, car c'est un obstacle aux accidens inflammatoires : cependant, si l'on craignait les suites de l'hémorragie, on ferait des ligatures partielles avec des fils de soie, que l'on pourrait délier avant de réduire les viscères dans le ventre; car quelques instans de ligature avec destruction de la membrane interne et moyenne, paraissent suffire pour la formation du caillot, et la cessation de l'hémorragie; c'est ce qui a fait réduire en précepte à John, qu'il suffit de comprimer instantanément les artères avec une pince à disséquer, pour arrêter l'hémorragie sans retour.

INTRODUCTION DES AIGUILLES.

Le chirurgien saisit le bout supérieur de la main gauche, et de la droite, armé d'un fil de six à huit pouces, muni à ses deux extrémités d'une aiguille droite, moyenne en longueur et en épaisseur, il traverse, avec une des aiguilles, la paroi antérieure de dedans en dehors, à trois lignes de la division, de manière à former une anse dont la convexité est dirigée en haut, et la concavité en bas; cette anse est abandonnée à un aide.

Alors le chirurgien passe de la même manière dans le point correspondant de la paroi postérieure, un même fil, dont un aide est encore chargé; puis il procède avec ses doigts, ou mieux avec une pince à disséquer, au renversement du bout inférieur dans lui-même, de manière que la séreuse se trouve à la face interne. Pour ce moment de l'opération, on choisit un instant de calme de l'intestin : on pourrait aider à ce renversement en promenant sur les bords de la division un pinceau trempé dans une dissolution très-légère d'extrait aqueux d'opium.

Les fils dont on se sert, dans ce second temps de l'opération, doivent être, comme je l'ai dit, passés à trois lignes de la division, sans quoi les bords pourraient se déchirer, ce qui, d'ailleurs, est difficile, surtout si les fils sont bien cirés. Cette dernière précaution est bien importante, car les fils cirés sont ceux qui coupent le moins promptement.

INVAGINATION.

Le renversement du bout inférieur achevé, le chirurgien y introduit le doigt indicateur de la main gauche, pour empêcher le dédoublement, et servir en même temps de conducteur aux aiguilles; du pouce et de l'index de la main droite, il saisit les deux aiguilles du fil antérieur qu'il a mises de nouveau, les fait glisser sur le bord radial du doigt introduit dans le bout inférieur, dont il traverse de dedans en dehors la paroi antérieure doublée, en faisant ressortir les aiguilles à la distance d'une ligne l'une de l'autre. Elles sont de nouveau confiées à un aide; puis, saisissant de même le second fil, le chirurgien fait glisser ses aiguilles sur le bord cubital du doigt introduit, et traversant la paroi postérieure, il se comporte comme avec les autres.

Alors, retirant le doigt au moment où les deux bouts sont presque abouchés, il saisit les extrémités de chaque fil, et, par de légères tractions, il introduit peu à peu le bout supérieur dans l'inférieur, en s'aidant, pour le pousser, d'un corps rond et poli.

Après avoir réduit l'intestin dans la cavité abdominale, on place au bord inférieur de la plaie les fils préalablement réunis, maintenus à l'extérieur avec un morceau de diachylon gommé, et recourbés pour venir s'attacher à la pièce la plus fixe de l'appareil, qui se compose d'un plumasseau enduit de cérat, de quelques compresses, et d'un bandage de corps.

Le quatrième ou cinquième jour, la cicatrice est faite : on peut retirer les fils et panser à plat.

Le malade est maintenu à une diète rigoureuse, les boissons même ne sont administrées que de manière à tromper la soif. Enfin il est soumis au traitement antiphlogistique, et le repos le plus absolu est d'une nécessité indispensable.

Je vais rapporter ici le résultat des recherches que j'ai faites sur des chiens ouverts à différentes époques de la cicatrisation.

Dans les premières quinze heures, j'ai trouvé une fausse membrane, couche de lymphe plastique molle, gluante, facile à déchirer; premier degré de cicatrisation.

OBSERVATIONS.

Sur une femme qui s'est ouvert le ventre et la trachée, on a pratiqué l'invagination, qui a été, il faut le faire observer, beaucoup plus facile que chez les chiens, où les fibres musculaires ont une force considérable : elle est morte, quinze heures après, d'un épanchement dans le canal aérien : on a trouvé des filamens mous, faciles à déchirer, passant d'un bout de l'intestin à l'autre.

Plus tard, cette membrane était plus solide, plus résistante, e présentait une organisation réelle.

Au bout de douze jours, voici ce que j'ai trouvé : à l'extérieur, une trace linéaire, indice de la réunion des deux bouts de l'intestin; dans la plupart des cas, le supérieur n'était pas plus dilaté que l'inférieur.

A l'intérieur, en promenant le doigt sur la face interne, on rencontrait quelque chose de dur; c'était une valvule artificielle résultant de l'invagination : elle était flottante, libre en haut et en bas : sa grande circonférence adhérente à l'intestin, et la petite tout-à-fait libre : cette dernière représentait une sorte de plan incliné qui laissait couler le bol alimentaire; la muqueuse se continuait sans interruption; la membrane nerveuse était apparente, et si l'on coupait transversalement le point de réunion, on apercevait une cicatrice blanche et très-dense.

Dans l'autopsie sus-mentionnée, faite en présence de M. Hervey de Chégouin, l'intestin n'était nullement dilaté; la nutrition s'était très-bien faite, et tellement que l'animal était d'un embonpoint extraordinaire.

EXPÉRIENCES SUR LES ANIMAUX.

Dans mes premiers essais, j'avais pratiqué un grand nombre de points de suture, et les animaux étaient morts de péritonite, quelquefois même ayant l'intestin suppurant; il survenait de la chaleur au ventre, une grande sensibilité, un abattement extrême, et la mort, précédée de beaucoup de gêne dans la respiration.

Pour obvier à ces accidens, j'ai essayé de remplacer les sutures par un morceau de diachylon qui entourait l'intestin; même effet, mais mort moins prompte.

Enfin j'ai eu recours au procédé que je viens d'indiquer.

L'invagination fut ainsi pratiquée sur *un fort barbet.* Les ligatures ont été retirées le cinquième jour, et la plaie fut pansée à plat. Toutes les fonctions s'exécutaient très-bien, lorsque M. Hervey de Chégouin l'a ouvert; les matières étaient solides et bien moulées.

Sur quatre gros chiens, même succès; la valvule était moins considérable.

Tel est l'exposé fidèle des expériences que j'ai faites et de leurs résultats.

M. Cloquet, dans ses cours, a modifié mon procédé de la manière suivante : au lieu de renverser le bout inférieur dans lui-même, et d'y introduire le bout supérieur, il a conseillé de traverser les parois à quelques lignes de la division, de faire sauter l'aiguille du côté opposé, de renverser ainsi les deux bouts en les adossant contre eux-mêmes, et de les maintenir à l'aide de plusieurs points de suture, en coupant les fils au bas de l'intestin.

Enfin je proposerai le procédé suivant, que j'ai employé aussi avec succès : les bouts, une fois distingués, j'ai traversé la paroi antérieure du bout supérieur avec un fil de soie muni de deux aiguilles; ces deux aiguilles, portées dans le bout inférieur, ont traversé séparément la paroi antérieure de dedans en dehors, et, par de légères tractions, j'ai introduit les bouts l'un dans l'autre, mais à une ligne et demie ou deux lignes seulement; et sans les avoir préalablement renversés, les aiguilles ont été confiées à un aide; alors, en en saisissant une troisième très-fine, muni d'un fil ciré extrêmement fin aussi, j'ai sillonné la membrane séreuse du bout supérieur, puis l'ayant fait sauter sur le bout inférieur, j'en ai sillonné aussi la séreuse.

Les fils ont été serrés à l'aide d'un double nœud, de manière à renverser le bout inférieur dans lui-même, et à mettre les séreuses en contact, en même temps que je serrais. A l'aide de trois points de suture, pratiqués de la même manière, j'ai maintenu les deux bouts en rapport; les fils ont été ramenés et maintenus à l'extérieur.

Ce procédé très-simple, mais impossible à pratiquer chez les jeunes sujets, à cause de la facilité avec laquelle la séreuse se déchire, m'a réussi.

Et dernièrement encore je l'ai employé chez un jeune chien, qui maintenant est parfaitement guéri, et dont les fonctions digestives s'exécutent très-bien.

Les plaies du canal intestinal peuvent être compliquées de gangrène, d'hémorragies, d'épanchemens de matières, de lésions des autres viscères, de corps étrangers.

Une balle peut avoir mortifié une plus ou moins grande étendue d'intestin ; s'il ne fait pas issue au-dehors, on l'abandonnera à lui-même en n'ayant recours qu'aux antiphlogistiques, puisqu'il est vrai qu'il existe plusieurs cas de guérison : tel est l'exemple de M. Gautier, déjà cité (plaie du rectum), et l'autre cas dont parle M. Ribes.

Lorsque l'intestin a été contus assez pour être gangrené, si c'est dans un point peu étendu on peut le réduire dans le ventre, et espérer la guérison par la chute de l'escharre, et la réunion, tantôt aux dépens de l'intestin, tantôt aux dépens de l'épiploon : on aide à la guérison par des saignées générales et locales.

On ne pourrait le faire, sans beaucoup de danger, si l'escharre était assez étendue ; il faudrait, dans ce cas, retrancher la partie gangrénée et avoir recours à la suture : on pratiquerait l'invagination si la gangrène occupait la totalité.

Cowper, dans un cas de hernie avec gangrène et plaie qui donnait issue aux matières fécales, a saisi les bords de l'ouverture avec une pince à disséquer, et a fait une ligature circulaire; puis ayant tranché le fil tout près de l'intestin, il l'a réduit dans le ventre. Benjamin Travers, en présence de qui cette opération fut faite, était pleinement de son avis ; le malade a très-bien guéri.

Si une hémorragie était produite par un gros vaisseau, il faudrait, s'il était possible, en faire la ligature : si de petites artères étaient ouvertes, on laisserait, même avec avantage, couler le sang : dans l'un et l'autre cas, cela ne contre-indiquerait pas l'invagination.

Quelquefois il se forme un épanchement, et on ne l'aperçoit pas : on pratique l'invagination, on a recours aux antiphlogistiques, et l'on se comporte suivant les accidens, soit qu'il se forme un abcès, etc. Si l'épanchement était très-considérable, ce qui est fort rare, on agrandirait l'ouverture pour donner issue aux matières, et on laverait avec de l'eau tiède.

Parmi les lésions des autres viscères, qui d'ailleurs doivent être combattues par les antiphlogistiques et les moyens appropriés à chacune d'elles, les plus communes sont celles de la vessie et du foie.

Il faut vider la vessie à l'aide d'une sonde que l'on laisse à demeure.

Pour le foie, on laisse l'ouverture extérieure libre, espérant la sortie de la bile au-dehors, la formation d'adhérences, et la cicatrisation, comme j'en ai observé un fait à l'hôpital Saint-Antoine.

Il faudrait néanmoins pratiquer l'invagination.

Une balle peut déterminer une plaie du canal intestinal, et rester dans le ventre; on doit se garder d'aller à sa recherche; plusieurs observations ayant prouvé que ces balles peuvent s'enchâtoner, s'entourer d'un kiste, et rester long-temps sans produire d'accidens, ou bien sortir par les selles.

Une épée, une lame de couteau, une lime, etc., peuvent demeurer dans la cavité abdominale ; si les accidens sont nuls, on doit attendre les résultats, d'autant mieux qu'il existe des exemples de *mèches*, de deux pouces de longueur, parvenues dans le tube intestinal, et rendues ensuite par les selles, sans avoir donné lieu au moindre accident. Cette observation m'a été communiquée par un praticien distingué, M. le docteur Cazenave père.

Mais si le corps étranger détermine des accidens de péritonite ; que la face devienne grippée, le pouls petit ; qu'il survienne des convulsions, prélude d'une mort prochaine ; que l'endroit par où le corps étranger a pénétré soit marqué, comme dans l'observation de M. Sévestre, consignée dans le *Journal de Sédillot* (déjà citée), il ne faut pas balancer à pratiquer une incision pour aller à la recherche du corps étranger, la mort d'ailleurs devant être la terminaison certaine, comme on voit dans cet exemple.

Je ne parle pas des cas où, le chirurgien étant appelé trop tard, il y a déjà adhérence. Ceci constitue les anus contre nature.

Tels sont les procédés que, d'après les résultats obtenus de mes expériences sur les chiens, je n'ai pas craint de proposer pour la chirurgie humaine, plein de confiance dans cette inépuisable voie d'investigation, si utile pour les recherches de certaines opérations, la guérison de certaines maladies, l'authenticité de certains faits physiologiques; dans cette voie d'investigation, dans le sein de laquelle notre savant toxicologiste a puisé tant de faits si précieux pour la conservation de l'homme.

En effet, à l'exception de l'influence du moral, l'analogie de structure et des fonctions nutritives doit faire rejeter toute espèce de doute sur l'analogie des résultats que l'on doit attendre et sur l'homme et sur les animaux.

Bien convaincu de ces vérités, et depuis, fort de l'opération pratiquée par M. Jules Cloquet, j'ai cru devoir tirer de ce qui précède les conclusions suivantes :

1° La tympanite instantanée, sans lésion extérieure, est un signe certain de plaie de l'intestin.

2° Jusqu'à présent on n'a jamais obtenu de cicatrisation immédiate des intestins.

3° On ne pouvait, par conséquent, obtenir de guérison solide dans les cas de division par la gangrène, ou par les instrumens.

4° La possibilité des cicatrisations immédiates est démontrée par l'anatomie pathologique et les expériences.

5° On peut obtenir une guérison en cinq jours.

6° Une petite plaie guérit seule.

7° Une plaie plus large guérit par l'interposition de l'épiploon, ou par le péritoine environnant.

8° Une plaie plus large encore guérit par la suture de Ledran, modifiée avec renversement et adossement des séreuses, ou bien en faisant une ligature simple.

9° Une section presque complète de l'intestin peut être guérie par la suture, par l'interposition de l'épiploon et la suture de Ledran.

10° Dans le cas de section totale on doit pratiquer l'invagination.

EXPLICATION DES FIGURES.

FIGURE I.

Portion d'intestin représentant la manière dont on doit faire la suture dans le cas de section incomplète du viscère.

A, Plaie longitudinale. B, aiguille traversant les parois de l'intestin, renversant les bords de la division pour mettre en contact les séreuses.

FIGURE II.

Présentant la cicatrice A vue sur la face interne de l'intestin.

FIGURE III.

Portion d'estomac vue par sa face interne et offrant une cicatrice A, semblable à celle de l'intestin précédent.

FIGURE IV.

Intestin présentant une plaie longitudinale A, entre les bords de laquelle est placée une portion d'épiploon B ; les fils C qui traversent les parois de l'intestin et qui embrassent par leur courbure l'épiploon.

FIGURE V.

Portion d'intestin présentant une section transversale presque complète, entre les bords de laquelle est placée une portion d'épiploon.

FIGURE VI.

Face interne du même intestin présentant une portion d'épiploon cicatrisée avec les bords de la plaie entre lesquels elle forme une espèce de bouchon.

FIGURE VII.

Section totale de l'intestin grêle et l'invagination sur le point de se faire.

A, bout supérieur dans les parois antérieure et postérieure duquel est placé un fil B qui forme une anse, et est muni d'une aiguille C à chacune de ses extrémités. — D, bout inférieur renversé dans lui-même et dont le bourrelet E est traversé par les fils BB.

FIGURE VIII.

Invagination terminée.

FIGURE IX.

Intestin ouvert par sa partie antérieure et présentant à sa face interne une valvule A, résultat de la cicatrice des bords de l'intestin. — BB, indiquant le calibre de l'intestin qui n'est pas plus dilaté au-dessus qu'au-dessous de la valvule. — C montre le mésentère cicatrisé par une lymple coagulable.

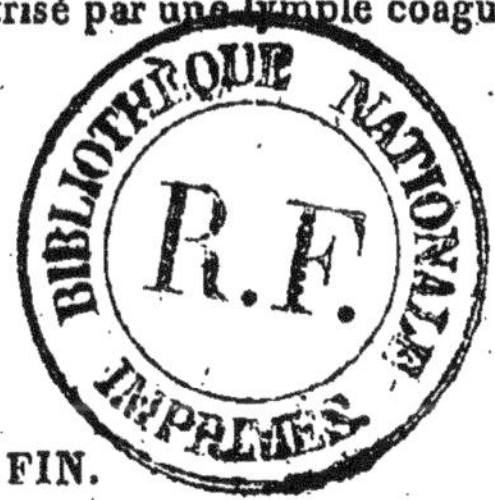

FIN.

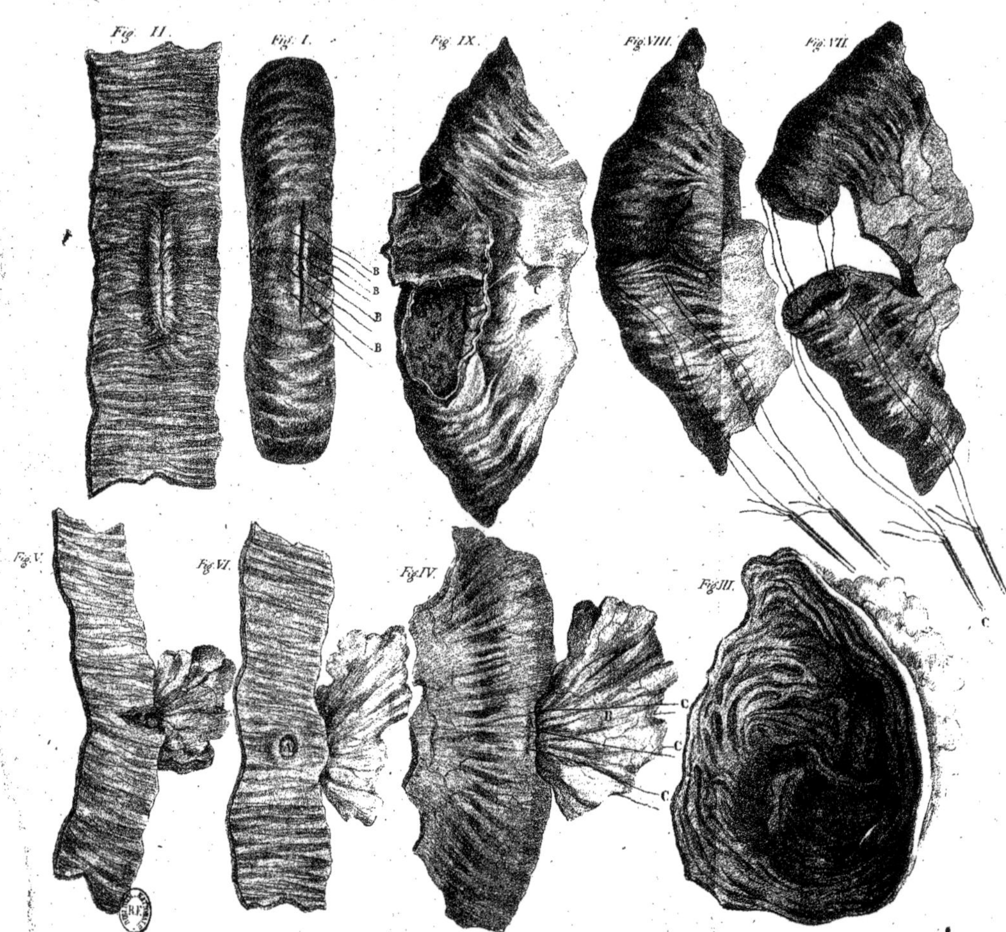
Fig. II.
Fig. I.
Fig. IX.
Fig. VIII.
Fig. VII.
Fig. V.
Fig. VI.
Fig. IV.
Fig. III.
B
B
B
B
C
C
C
C
C
C
Lith. de Engelmann.

www.ingramcontent.com/pod-product-compliance
Ingram Content Group UK Ltd.
Pitfield, Milton Keynes, MK11 3LW, UK
UKHW022137170726
13837UKWH00004B/1616